CONTRIBUTION A L'ÉTUDE

DES

KYSTES CONGÉNITAUX DU COU

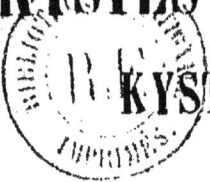

KYSTES DERMO-LYMPHOÏDES

PAR

Pierre FERRY

DOCTEUR EN MÉDECINE

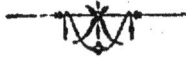

MONTPELLIER

IMPRIMERIE G. FIRMIN, MONTANE et SICARDI

Rue Ferdinand-Fabre et Quai du Verdanson

1907

PERSONNEL DE LA FACULTÉ

Professeurs

Clinique médicale	MM. GRASSET (✻)
Clinique chirurgicale	TEDENAT.
Thérapeutique et matière médicale. . . .	HAMELIN (✻)
Clinique médicale	CARRIEU.
Clinique des maladies mentales et nerv.	MAIRET (✻)
Physique médicale	IMBERT.
Botanique et hist. nat. méd.	GRANEL
Clinique chirurgicale	FORGUE (✻)
Clinique ophtalmologique	TRUC (✻).
Chimie médicale	VILLE.
Physiologie	HEDON.
Histologie	VIALLETON
Pathologie interne	DUCAMP.
Anatomie	GILIS.
Opérations et appareils	ESTOR.
Microbiologie	RODET.
Médecine légale et toxicologie	SARDA.
Clinique des maladies des enfants	BAUMEL.
Anatomie pathologique	BOSC.
Hygiène	BERTIN-SANS
Clinique obstétricale	VALLOIS.

Professeurs adjoints : MM. RAUZIER, DE ROUVILLE
Doyen honoraire : M. VIALLETON.
Professeurs honoraires :
MM. E. BERTIN-SANS (✻), GRYNFELTT
M. H. GOT, *Secrétaire honoraire*

Chargés de Cours complémentaires

Clinique ann. des mal. syphil. et cutanées	MM. VEDEL, agrégé.
Clinique annexe des mal. des vieillards. .	RAUZIER, prof. adjoint
Pathologie externe	SOUBEIRAN, agrégé
Pathologie générale	N...
Clinique gynécologique	DE ROUVILLE, prof. adj.
Accouchements	PUECH, agrégé lib.
Clinique des maladies des voies urinaires	JEANBRAU, agr.
Clinique d'oto-rhino-laryngologie	MOURET, agr. libre.

Agrégés en exercice

MM. GALAVIELLE	MM. JEANBRAU	MM. GAGNIERE
RAYMOND (✻)	POUJOL	GRYNFELTT Ed.
VIRES	SOUBEIRAN	LAPEYRE
VEDEL	GUERIN	

M. IZARD, *secrétaire.*

Examinateurs de la Thèse

MM. FORGUE (✻), *président.*	MM. JEANBRAU, *agrégé.*
BOSC, *professeur.*	GAGNIERE, *agrégé.*

A LA MÉMOIRE

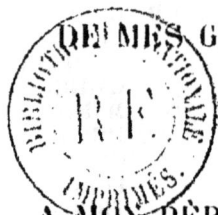

DE MES GRANDS-PARENTS

A MON PÈRE ET A MA MÈRE

A MON ONCLE

LE CHANOINE CAMILLE FERRY

DOCTEUR ÈS-LETTRES
DOYEN DU CHAPITRE DE NIMES
VICAIRE GÉNÉRAL HONORAIRE

A MON ONCLE

LE CHANOINE PAUL FERRY

CURÉ-DOYEN DE BEAUCAIRE

MEIS ET AMICIS

P. FERRY.

A MON PRÉSIDENT DE THÈSE

MONSIEUR LE DOCTEUR FORGUE

PROFESSEUR DE CLINIQUE CHIRURGICALE

MEMBRE CORRESPONDANT DE L'ACADÉMIE DE MÉDECINE

CHEVALIER DE LA LÉGION D'HONNEUR

P. FERRY.

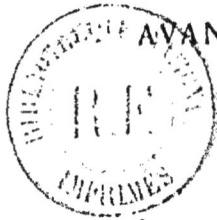

AVANT-PROPOS

Arrivé au terme de ces six années d'études à la Faculté de Montpellier, c'est pour nous un devoir bien agréable de remercier nos maîtres de la bienveillance qu'ils nous ont toujours témoignée.

Que M. le Professeur Forgue, qui nous fait l'honneur de présider notre thèse, reçoive le témoignage de notre profonde gratitude.

Que M. le Professeur Bosc qui, en nous faisant l'honneur de siéger pour notre thèse, nous apporte sa profonde compétence en anatomie pathologique pour apprécier notre travail, reçoive aussi nos plus vifs remerciements.

Que MM. les Professeurs Granel et Sarda, MM. les Professeurs-agrégés Galavieille, Vires et Jeanbrau, qui en différentes circonstances nous ont montré l'intérêt et la sympathie qu'ils nous portaient, reçoivent l'hommage de notre profonde reconnaissance.

Que M. le Docteur Massabiau, chef de clinique chirurgicale et chef des travaux d'anatomie pathologique, à qui nous devons l'observation qui nous a fourni le sujet de cette thèse et dont le savant concours et les conseils nous ont été si précieux pour ce travail, veuille accepter aussi nos remerciements.

Enfin nous sommes heureux de saisir cette occasion pour remercier de leur sympathie les amis fidèles que la communauté d'études nous a procurés; que tous ces chers camarades, que tous ceux qui nous ont voulu quelque bien dans la vie reçoivent ici le merci qui part du plus profond de notre cœur.

CONTRIBUTION A L'ÉTUDE

DES

KYSTES CONGÉNITAUX DU COU

KYSTES DERMO-LYMPHOÏDES

OBSERVATION

(Due à l'obligeance de M. Massabiau, chef de clinique chirurgicale)

P..., 46 ans, est vu en avril 1907 par M. le professeur Forgue. Cet homme ne présente rien à signaler de particulier dans ses antécédents héréditaires.

Un point important à mettre en évidence : il y a dix ans il a subi l'ablation d'un kyste de la région sous-maxillaire.

Il y a 8 ans, c'est-à-dire deux ans après cette intervention, il a remarqué dans la région sterno-cléido-mastoïdienne gauche l'apparition d'une petite tumeur du volume d'une noix environ. Cette tumeur n'était pas douloureuse, ne le gênait en aucune façon.

Pendant trois ans, le volume de la tumeur est resté stationnaire ; depuis, il augmente d'une façon lente et progressive, et il y a un an que le volume de la tumeur est identique à celui qu'elle présente à l'heure actuelle.

Toute cette évolution s'est faite d'une façon absolument indolente.

Quand on examine ce malade, on constate qu'il présente au niveau de la région latérale gauche du cou une tumeur un peu plus volumineuse que le poing, qui s'étend en hauteur depuis le creux sus-claviculaire jusqu'au dessus de la région rétro-angulo-maxillaire empiétant en avant de la région sous-maxillaire. La peau à la surface de la tumeur est normale et parfaitement mobile ; la consistance de la tumeur est uniforme, assez molle, donnant une sensation de résistance pâteuse.

La tumeur est peu mobile, latéralement immobile dans un plan vertical ; la percussion révèle de la matité sur toute son étendue.

Ce malade présente depuis quelque temps quelques signes fonctionnels, il a souvent des suffocations ; il se plaint de ne pouvoir ouvrir largement la bouche, et il accuse des céphalées lancinantes dans l'hémicrâne gauche.

Le malade est opéré le 18 avril par M. le professeur Forgue. L'ablation de la tumeur est particulièrement difficile ; en effet, sa partie interne est absolument adhérente au paquet vasculo-nerveux du cou, et en particulier à la veine jugulaire dont il est impossible de la séparer. Ainsi l'ablation de la tumeur ne peut être effectuée qu'en réséquant la veine sur une étendue de 3 à 4 centimètres.

Les suites opératoires ont été simples : réunion par première intention.

Examen macroscopique. — A l'ouverture de cette tumeur qui est franchement kystique, s'écoule un liquide blanchâtre et épais, analogue à un pus bien lié et crémeux. Ce liquide est fluide, ne renferme aucune concrétion, aucun corps étranger.

La paroi du kyste apparaît constituée de la façon suivante :

Elle est formée de deux parties :

Une partie externe fibro-adipeuse et une partie interne qui se détache très facilement, véritable membrane propre dont l'aspect vu par la face interne est le suivant : Elle a une coloration blanc rosée, mais sa surface n'est point lisse ; elle est parsemée de petits sillons étroits très rapprochés les uns des autres, qui lui donnent un aspect chagriné tout à fait caractéristique analogue à un revêtement cutané.

Mais ce qu'il y a de tout à fait particulier dans cette paroi c'est qu'elle n'est point partout d'égale épaisseur. En certains points, sa surface présente de petits épaississements localisés, des saillies bourgeonnantes plus ou moins volumineuses : les unes ont le volume d'un pois   leur surface n'est point lisse mais granuleuse comme si la nodosité était formée par une série d'élevures plus petites qu'une tête d'épingle.

En d'autres points, ces saillies sont plus volumineuses, plus étendues, et quelques-unes donnent une impression analogue à celle d'une grosse plaque de Peyer hypertrophiée à la surface d'un intestin typhique. Ces saillies sont toujours granuleuses.

En un point de la paroi kystique, plusieurs de ces plaques saillantes sont très rapprochées les unes des autres formant là une masse végétante d'épaisseur assez considérable.

En aucune région de cette paroi n'existent ni poils, ni formation osseuse ou cartilagineuse visible macroscopiquement.

Plusieurs fragments de la paroi kystique sont prélevés, les uns pris au niveau des points où la paroi est mince, les autres au niveau des épaississements.

Examen histologique. — Coloration hématéine, éosine, hématoxyline, Van Gyesson.

I. Préparation au niveau des parties minces de la paroi. — La zone tout à fait superficielle de la paroi vue à un faible grossissement apparaît constituée par plusieurs couches de cellules épithéliales qui revêtent d'une façon précise le type des cellules de l'épithélium de la peau. Ces cellules forment une bande qui tranche par sa coloration et son aspect sur les tissus sous-jacents de structure différente.

Vues à un fort grossissement, ces cellules présentent tous les caractères des cellules de l'épiderme. Celles qui occupent la couche moyenne sont régulièrement polygonales et présentent des filaments de ce passage ; ce sont des cellules malpighiennes indubitables.

A mesure qu'on s'avance vers la cavité du kyste, les cellules s'aplatissent de plus en plus, subissent une transformation cornée, et dans les plus superficielles, complètement dégénérées, le noyau ne se colore plus. Parmi les cellules les plus profondes il en est quelques-unes qui présentent un protoplasma vacuolaire et un noyau vésiculeux mal coloré par les réactifs. Ces cellules sont en train de subir un processus de dégénérescence muco-hyaline. Dans les points que nous venons de décrire, où l'épithélium pavimenteux stratifié est absolument net, existe comme dans une muqueuse dermo-papillaire une couche basale de cellules cylindro-cubiques.

En certains points le revêtement épithélial est considérablement aminci : à ce niveau le processus de dégénérescence cellulaire que nous avons mentionné atteint son maximum. Plusieurs cellules malpighiennes voisines ont subi la transformation muqueuse et ainsi se constituent au sein de l'épithélium aminci des cavités à contours irréguliers remplies par du mucus et des détritus nucléaires. En certains points même l'épithélium disparaît complètement et les couches sous-jacentes sont à nu dans la cavité kystique.

Immédiatement au-dessous de cet épithélium existe une mince couche formée par des fibres conjonctives fines qui délimitent des espaces dans lesquels apparaissent déjà quelques cellules rondes, cellules conjonctives jeunes de type embryonnaire. A mesure qu'on s'avance vers la profondeur, ces derniers éléments deviennent prépondérants et bientôt il n'apparaît plus qu'une infiltration diffuse dans un tissu réticulé de cellules rondes qui ont un noyau volumineux, très riche en chromatine, et qui sont indubitablement des cellules lymphoïdes. Il s'agit bien là d'un tissu adénoïde.

Dans la région sous-jacente à cette bande de tissu adénoïde le tissu conjonctif apparaît à nouveau formé de fibres épaisses ; au sein de ce tissu conjonctif fasciculé existent de nombreuses fentes lymphatiques dilatées dont l'endothélium a proliféré et qui déjà sont remplies par des cellules lymphoïdes en voie de prolifération active, semblant ainsi pousser des prolongements dans le tissu conjonctif : en d'autres points existent des lobules adipeux avec des vaisseaux épaissis dont la paroi externe est infiltrée de cellules rondes. On voit même en certains points des fibres vasculaires lisses formant de petits faisceaux isolés disposés principalement autour des grandes fentes lymphatiques.

II. Préparation répondant aux épaississements de la paroi. — A ce niveau la couche épithéliale forme en certains points des papilles extrêmement nettes, s'amincit en d'autres par suite du même processus de dégénérescence muqueuse.

Mais ce qu'il y a ici de tout à fait particulier, ce sont les caractères de la couche lymphoïde sous-épithéliale ; elle forme une masse épaisse constituée uniquement par des cellules lymphoïdes en voie de prolifération active, mais cette bande présente des points d'épaississement tout à fait particuliers : c'est dans ces points, en effet, que l'on voit des ombres dont les contours sont arrondis, qui tranchent nettement sur le reste du tissu et qui sont formées de cellules lymphoïdes plus volumineuses à protoplasma plus clair en

voie de prolifération plus active. Ces zones sont habituellement séparées par une limite nette du tissu ambiant ; il s'a-
git là de véritables centres germinatifs, et les masses de
tissu adénoïde revêtent ainsi en certains points la structure
exacte des ganglions lymphatiques. Signalons encore, au
sein de ce tissu lymphoïde, la présence de vaisseaux nombreux dilatés et gorgés de sang.

En résumé nous avons affaire à un kyste dont le revêtement épithélial pavimenteux est doublé d'une couche lymphoïde qui présente de véritables follicules et en certains
points la structure typique du ganglion lymphatique.

HISTORIQUE

Quoique l'affection ne soit pas d'une banalité extrême, il semble cependant que les kystes congénitaux du cou aient été observés dès l'antiquité par les médecins.

Lannelongue et Achard citent un passage de Celse, où il est parlé de tumeurs enkystées développées entre la peau et la trachée, nommées par les Grecs bronchocèles et contenant une matière semblable à du miel, à de l'eau et parfois même des poils mêlés à de petits os : *interdum etiam minutis ossibus pili immixti.*

Dans tout le moyen-âge et même dans les temps modernes jusqu'à l'époque contemporaine, on ne trouve rien dans la littérature médicale qui indique qu'un auteur ait su observer ces kystes du cou.

Vraisemblablement ces auteurs les confondaient avec les tumeurs de la glande thyroïde, confusion qui n'est pas extraordinaire, et nous verrons plus tard combien, dans certains cas, le diagnostic différentiel est encore assez délicat à faire.

Quoi qu'il en soit, ce n'est qu'au XIXe siècle que nous voyons paraître des observations précises sur ces kystes congénitaux et des études intéressantes sur leur anatomie pathologique et surtout leur pathogénie, qui a été le sujet de nombreuses hypothèses.

Boyer, en 1821, Maunoir, de Genève, en 1825, Redenbacher en 1828 font paraître les premiers travaux et séparent les kystes congénitaux des autres tumeurs du cou, principalement de celles du corps thyroïde.

Redenbacher, frappé par les connexions de la tumeur qu'il avait observée avec le plancher de la bouche, tend à la confondre avec la grenouillette sublinguale, puisqu'il intitule son travail : *De ranula sublingua speciali cum causa congenita.*

Un peu plus tard, en Allemagne, Walter et Ebermayer relatent l'observation de quelques cas de kystes congénitaux du cou, et en 1839 Draste faisait également un article sur ce sujet dans les *Annales hanovriennes.*

Mais ce qui est beaucoup plus important que tout ce qui avait été fait jusqu'alors sur la question, Heusinger, en 1839, à la suite de ses recherches sur les fistules congénitales du cou, établissait les relations qu'il y a entre les kystes du cou et les fentes branchiales de l'embryon ; c'était le premier auteur qui jetait quelque lumière sur la pathogénie de ces tumeurs.

A cette époque-là, également, en Angleterre, César Hawkins dans une étude des kystes du cou chez le nouveau-né, remarque le prolongement de ces tumeurs vers les organes profonds, les difficultés d'extraction dont sont causes les adhérences avec ces organes et les dangers d'une intervention par trop précoce à cause de la gravité des hémorragies chez les tout jeunes enfants.

A partir de cette époque les travaux se multiplient sur cette question des kystes congénitaux du cou.

En 1843, Wernher, en Allemagne, un peu plus tard Holmes Cootes (1849), en Angleterre, et en France Cruveilhier,

Broca, Nélaton, Lebert apportent de nouvelles clartés sur ce sujet.

Enfin l'ouvrage classique de Lannelongue et Achard, paru en 1886, résume tous les travaux antérieurs sur la question. Ils divisent les kystes congénitaux du cou en kystes dermoïdes, mucoïdes et mixtes, d'une part. D'autre part ils en séparent nettement les kystes séreux congénitaux ou lymphangiomes kstiques dont ils pensaient que la nature est tout à fait différente des autres.

Mais tandis que les études spéciales se poursuivaient sur cette question des kystes du cou des théories pathogéniques sur les kystes en général voyaient le jour. Elles sont aussi magistralement exposées dans l'ouvrage de Lannelongue et Achard.

La plus ancienne est celle de Geoffroy Saint-Hilaire ou de l'inclusion fœtale. Il assimile les kystes dermoïdes à des monstruosités ; il entend établir l'échelle tératologique comme l'échelle ou la série zoologique ou botanique. C'est une série qui part du simple kyste pilifère pour aboutir aux frères siamois, disait Broca. D'après cette théorie, le kyste se produirait :

1° Soit qu'il y ait inclusion d'un jeune embryon dans un autre antérieurement conçu et qui se développe par superfétation ;

2° Soit qu'il y ait gémellité et arrêt de développement ;

3° Soit enfin qu'il y ait une monstruosité dans le germe, qu'il y ait un œuf à deux germes.

Malgré l'ingéniosité de cette théorie, il est bien difficile de l'appliquer à la plupart des cas de kystes congénitaux, car si parfois on a rencontré des kystes assez complexes dans l'ovaire principalement et où on a pu distinguer des organes fœtaux, il est impossible de voir dans des kystes très simples et même dans la plupart des kystes complexes où il n'y a pas le moindre reste authentique de fœtus, la moindre relation avec les monstruosités.

Du reste, lorsqu'on a vu des kystes dermoïdes qui contenaient 300 dents, comment admettre qu'il y ait eu inclusion fœtale, cela supposerait 6 germes dans un septième.

Et puis un fœtus enkysté est un cadavre momifié, un kyste dermoïde est une partie essentiellement vivante de l'organisme.

Donc la théorie de l'inclusion fœtale était indubitablement inexacte pour la grande majorité des kystes, quoique Verneuil lui-même ne se refusait pas à l'admettre pour certaines tumeurs.

La seconde théorie, qui prétendait donner la clef de la pathogénie des kystes congénitaux, fut exposée par Lebert : c'est celle de l'hétérotopie plastique. Lebert disait : « Beaucoup de tissus simples ou composés et des organes plus complexes même peuvent se former de toutes pièces dans des endroits du corps où on ne les trouve pas normalement. » Il n'admettait l'inclusion que là où il reconnaissait la forme d'un embryon.

Comme on le voit cette théorie ne tenait aucun compte de l'origine congénitale des kystes dermoïdes ; le développement embryonnaire n'est pour rien dans leur formation, il y a production autogène des kystes par l'organisme lui-même en vertu d'une aberration particulière de la nutrition.

Aujourd'hui cette théorie ne tient pas debout, mais elle a eu l'avantage de ne plus faire considérer seulement le siège et la forme des kystes congénitaux, mais aussi la nature des tissus.

Enfin la troisième théorie qui explique la pathogénie des kystes dermoïdes est la théorie de Verneuil dite de l'enclavement. Elle a l'avantage de reposer à la fois sur les données d'anatomie générale mises en lumière par Lebert et sur les données tératologiques.

Cette théorie considère les kystes dermoïdes comme dérivant du tégument cutané de l'embryon, dont une portion, restée pour ainsi dire en arrière pendant le développement fœtal, se serait enclavée au sein des autres tissus.

Cette théorie, que les Allemands veulent injustement attribuer à Remak, est bien de Verneuil, qui l'exposa dès 1852, c'est-à-dire bien avant que Remak en parlât.

Elle a été depuis lors généralement acceptée.

Mais dans ces dernières années certains auteurs ont observé, dans quelques kystes dermoïdes du cou, une particularité qui avait passé jusqu'alors inaperçue, c'est la présence de tissu lymphoïde dans la paroi du kyste.

On voit l'intérêt qu'a au point de vue de la pathogénie de ces kystes cette constatation anatomo-pathologique, car si pour les kystes dermoïdes purs la théorie de Verneuil paraît inattaquable, elle est insuffisante pour expliquer ces cas spéciaux, car on ne voit pas trop comment le tégument externe pourrait donner du tissu lymphoïde.

C'est en Allemagne que des observations semblables à celle qui fait le sujet de cette thèse ont été relevées. La plus ancienne paraît être celle de Lücke, en 1861, mais presque toutes les autres sont récentes, celles de Kolmann (1898), de Sultan (1898).

En France, Albarran, en 1885, le premier cite une observation semblable, mais il n'y a rien dans le traité de Lannelongue et Achard. Broca parle de l'existence de tissu lymphoïde dans les kystes congénitaux du cou, dans le Traité de Duplay et Reclus, en 1898.

A Montpellier, en 1900, la thèse de Gigante, inspirée par

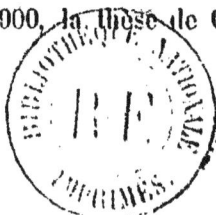

2

Jeanbrau, a pour sujet une observation semblable, et à Paris, en 1905, la thèse de Coltelloni.

Nous verrons tout à l'heure, en étudiant la pathogénie de ces kystes dermo-lymphoïdes ce qu'est la théorie branchiale et comment cette théorie complète et modifie heureusement la théorie de Verneuil et permet d'expliquer la formation de ces kystes.

ANATOMIE PATHOLOGIQUE

Nous rappellerons d'abord brièvement la structure des kystes dermoïdes simples du cou et nous nous arrêterons ensuite sur les particularités qu'a présentées le kyste qui fait le sujet de notre observation.

Le volume de ces tumeurs est très variable, il peut atteindre le volume du poing et même plus.

Le siège de ces kystes latéraux du cou est, dans la région sterno-mastoïdienne, à différentes hauteurs, soit au milieu, soit à la partie inférieure au-dessus de la clavicule, également la région sous-maxillaire (Quain, Esmarch).

Mais les kystes dans le genre de celui de notre observation, c'est-à-dire qui présentent du tissu lymphoïde sous-jacent à l'épithélium siègent habituellement dans la région sous-maxillaire ou la région carotidienne. Ils s'étendent profondément dans la région latérale du cou, et le plus souvent ils contractent des adhérences intimes avec la gaine du paquet vasculo-nerveux, adhérences telles qu'on doit réséquer la jugulaire ; parfois il y a d'autres adhérences, soit à l'os hyoïde, soit à la paroi latérale du pharynx.

La forme de ces kystes peut être variable, le plus souvent ils sont uniloculaires.

La paroi est fibreuse, dure, en général résistante. On a même vu des kystes dermoïdes du cou dont la paroi était calcifiée.

Si nous passons à l'examen de cette paroi kystique, nous y retrouvons l'aspect et la structure du tégument externe, l'épiderme, le derme et les annexes, glandes sudoripares, papilles, poils et glandes sébacées.

La surface interne est tantôt lisse, unie, à reflets nacrés, tantôt blanchâtre ou blanc jaunâtre. Parfois elle est irrégulière, iomenteuse et rappelle la muqueuse de l'estomac ou même une vessie à colonnes, suivant la comparaison de Mahot. D'autres fois encore elle a une apparence plissée due à des élevures, des saillies linéaires comparables à celles qu'on observe sur une peau macérée.

On peut trouver, sur certains points de la paroi, des poils implantés, des glandes sudoripares, des papilles, tandis que, en d'autres points, la structure sera beaucoup plus rudimentaire, la paroi conjonctive n'est plus revêtue que par un épithélium aplati et parfois même il n'y a plus trace d'épithélium.

Le derme a sa structure habituelle ; on y voit des fibres musculaires lisses qui se rattachent aux follicules pileux. Quelquefois on ne retrouve pas de papilles. Certains auteurs ont voulu considérer cette particularité comme un caractère fœtal du derme.

L'épiderme se présente aussi avec la couche de Malpighi, formée de cellules polygonales et au-dessus de cellules épithéliales formant un épithélium pavimenteux stratifié absolument analogue à celui de la peau.

Le plus souvent on ne trouve pas les glandes sudoripares, mais on rencontre plus habituellement des poils et des glandes sébacées qu'on a vu même donner de petits kystes sébacés.

Ces poils peuvent être très courts et très grêles, mais aussi d'autres fois ils sont analogues aux poils ordinaires et aux cheveux. Mais ils sont parfois de couleur différente, ainsi on pourra trouver des poils blonds quoique le sujet porteur du kyste ait des cheveux châtains ou noirs et réciproquement.

Il est très rare de trouver des ongles implantés sur la paroi, plus fréquemment on peut y trouver des dents, quoique ce ne soit pas habituel dans les kystes dermoïdes du cou, dont la constitution est habituellement beaucoup plus simple.

Quant au contenu de la poche du kyste, il est surtout formé par de la matière sébacée qui apparaît sous une forme de magma blanchâtre ou jaunâtre ayant la consistance d'une bouillie, ce qui a fait dénommer ces kystes dermoïdes kystes athéromateux par les Allemands. Ce contenu du kyste prend parfois l'aspect de grumeaux de riz cuit, de matière caséeuse. Nous savons que Celse la comparait à du miel, on l'a aussi comparée à du beurre, à du mortier de plâtre, à des châtaignes cuites, etc., etc.

Naturellement, au sein de cette matière, nous pourrons retrouver, comme sur la paroi, des poils libres, des dents et aussi des fragments osseux ou cartilagineux des débris de la paroi.

D'autres fois le contenu de ces kystes est simplement liquide. C'est le cas en particulier des kystes qu'on a appelés kystes huileux. Parfois même on a vu un liquide aussi limpide que l'eau de roche, et certains auteurs ont voulu y rechercher des hydatides.

Très souvent on voit briller au sein de cette masse liquide ou semi-liquide des cristaux de cholestérine.

Mais à la vérité le kyste congénital du cou qui fait le sujet de ce travail était loin de répondre comme structure à ce tableau classique.

La tumeur, une fois ouverte, présentait bien un contenu crémeux blanchâtre, analogue au contenu habituel des kystes dermoïdes du cou. Mais d'abord on ne trouve aucune con-

crétion, aucun corps étranger, ni poils, ni dents, ni glandes
sudoripares.

Quant à la paroi, elle était d'épaisseur très inégale, tandis
qu'en certains points la surface interne présente de véritables bourgeonnements, en d'autres elle est très mince. En
aucune région de cette paroi n'existent ni poils, ni formation
osseuse ou cartilagineuse visible macroscopiquement.

Mais ce qu'il y a de très intéressant, c'est qu'en exami-
nant des coupes de la paroi au microscope on voit très nettement une couche de tissu lymphoïde sous-jacente à l'épithélium.

La présence de ce tissu lymphoïde, absolument analogue
à celui des ganglions au sein de ces masses ectodermiques,
est difficilement explicable par la théorie de l'enclavement
telle qu'on l'expose dans les ouvrages classiques, et c'est ce
qui fait l'intérêt de la question.

Du reste les observations de ce genre sont encore peu
nombreuses en France surtout, puisque l'ouvrage classique
de Lannelongue et Achard, si complet sur la question des
kystes congénitaux, ne parle pas du tout de faits de ce genre.

Cependant, en Allemagne, dès 1861, nous voyons Lücke
relater la présence de tissu lymphoïde dans un kyste dermoïde du cou :

En étudiant histologiquement la paroi d'un kyste profond
du cou opéré par Langenbeck, Lücke trouva une telle quantité de tissu lymphoïde qu'il crut à la présence d'un ganglion lymphatique accolé au kyste athéromateux. Comme
dans notre observation, la paroi kystique était formée par
un épithélium pavimenteux stratifié reposant sur une couche
du tissu réticulé infiltré de lymphocytes rappelant tout à fait
la structure du tissu lymphoïde normal. Lücke ne l'explique
pas autrement qu'en admettant que le kyste s'est développé
à l'intérieur d'un ganglion.

Schede, en 1872, publie une observation en tous points comparable à la précédente, en même temps que deux autres observations de kystes profonds du cou, où il n'a trouvé que de l'épithélium pavimenteux sans rien autre.

Neumann et Baumgarten, en 1877, relatent deux observations de kystes du cou où ils ont trouvé du tissu lymphoïde ; et qui plus est, l'épithélium de la paroi, au lieu d'être partout un épithélium pavimenteux stratifié, était en certains points un épithélium cylindrique cilié semblable à celui de la trachée.

En France, Albarran fut le premier, en 1885, à attirer l'attention sur la question. Il présenta à la Société anatomique une pièce enlevée par Campenon. Il y avait dans ce kyste une telle quantité de tissu lymphoïde que l'auteur, après Lücke et Schede, conclut au développement de la tumeur dans un ganglion lymphatique.

Dans la thèse de Mlle Sulicka se trouve une observation intéressante citée par Coltelloni dans sa thèse :

Il s'agit d'une fistule congénitale opérée par A. Broca. L'examen histologique fait par Darier présente :

1° Un épithélium stratifié pavimenteux comprenant en moyenne 10 à 12 rangées de cellules. Les cellules les plus internes sont aplaties parallèlement à la surface, il n'y a pas de stratum granulosum et par conséquent ni d'éléidine, ni de kératinisation. L'épithélium ressemble donc à celui d'une muqueuse dermo-papillaire ;

2° La couche sous-jacente à l'épithélium est composée de tissu conjonctif très riche en cellules rondes, c'est-à-dire de tissu adénoïde ;

Enfin, au-dessous, la troisième couche est composée de tissu conjonctif dense avec des vaisseaux artériels et veineux, des nerfs, des fibres musculaires lisses.

Alors M. Darier fait remarquer que la paroi de cette fistule présente exactement la même structure que celle du kyste décrit par Albarran et qui serait donc un kyste d'origine branchiale et non un kyste ganglionnaire.

Enfin, plus récemment (1898), en Allemagne, Sultan a rapporté cinq observations de kystes dermoïdes du cou qu'il a examinés personnellement. Sur ces cinq observations, Sultan a trouvé quatre fois sur la paroi du kyste un revêtement d'épithélium pavimenteux stratifié sans couche cornée ni éléidine et reposant sur une couche plus ou moins épaisse de tissu réticulé. Dans un seul cas sur les cinq le kyste branchial était vraiment dermoïde, c'est-à-dire que sa paroi était tapissée d'un épithélium pavimenteux stratifié avec couche cornée et renfermant en outre des poils, des glandes sébacées et sudoripares et des fibres musculaires lisses.

En France, depuis lors, nous trouvons trois observations indiquant la présence de tissu lymphoïde et que nous citons à la fin de notre thèse.

Une de ces observations fait le sujet de la thèse de Gigante, en 1900, inspirée par M. Jeanbrau, et les deux autres font le sujet de la thèse de Coltelloni, en 1905, inspirée par Lecène.

ETIOLOGIE ET PATHOGENIE

L'étiologie des kystes congénitaux du cou est encore bien obscure. Nous ignorons quelle cause influe sur le développement embryonnaire qui détermine la formation de ces kystes.

A part l'époque de la puberté qui semble donner un coup de fouet à l'évolution de la tumeur, l'âge n'entre pas en ligne de compte considérable, car on trouve des kystes congénitaux à tous les âges, et quoique congénitale, cette affection n'apparaît pas toujours à la naissance, car ici le terme de congénital signifie que dès la naissance l'organisme réunit toutes les conditions nécessaires pour l'évolution de la tumeur et non pas que le sujet en est nécessairement porteur au moment de la naissance.

Le sexe n'a, semble-t-il, aucune influence sur ces kystes ; on les trouve dans les mêmes proportions chez les hommes ou les femmes.

Le rôle de l'hérédité n'est pas non plus bien nettement élucidé.

Le traumatisme ne paraît pas davantage avoir une action bien réelle sur le développement de ces kystes.

On voit donc que ce que nous connaissons de l'étiologie des kystes congénitaux du cou est bien peu de chose. Aussi est-il inutile de nous attarder davantage sur cette partie de la question.

La pathogénie est autrement intéressante, et déjà, au début de ce travail, nous avons brièvement rappelé les trois grandes théories pathogéniques des kystes dermoïdes et l'application qu'on en a fait aux kystes du cou.

Mais avant d'aborder l'étude si intéressante de la pathogénie de ces tumeurs, il me paraît indispensable de rappeler sommairement l'embryologie du cou, à laquelle est si intimement liée leur formation et leur développement.

His, Born, Kolliker, Piersol, et en France Cusset et surtout Victor Veau, dans sa thèse de doctorat, ont précisé ce chapitre d'embryologie, et c'est de ce dernier travail que nous nous sommes inspirés pour la description qui va suivre. Le cou se forme aux dépens des arcs branchiaux ; le moment, d'après Victor Veau, où ces arcs branchiaux sont le plus nets, c'est lorsque l'embryon a une longueur de 3 à 4 millimètres, donc à la deuxième semaine.

Disposés théoriquement sous forme de bourrelets parallèles, ils s'échelonnent de haut en bas au nombre de quatre : premier arc ou arc maxillaire, deuxième arc ou arc hyoïdien, enfin troisième et quatrième arcs.

A peine ébauchés ces arcs vont se modifier ; ils se disposent en éventail, leurs extrémités postérieures restent rapprochées, leur extrémité antérieure prend un développement prépondérant.

Ces arcs se forment au fond d'un sinus limité en haut par la saillie céphalique (futur crâne), en bas par la masse cardiaque (futur thorax). C'est le sinus précervical de His.

Le cou n'existe pas, la tête de l'embryon est collée à son thorax. Le cou va prendre naissance par le développement des arcs branchiaux, qui vont s'arcbouter entre les saillies, les écarter et créer le rétrécissement cervical.

Dans cette évolution l'importance des arcs branchiaux est bien inégale.

Le premier arc maxillaire se développe beaucoup, il formera la face ; le deuxième arc, arc hyoïdien, se développe encore plus, il formera le cou. Le troisième et le quatrième arcs sont annihilés. Ils sont englobés sous l'arc hyoïdien, leur tégument primitif n'entre pas dans la constitution définitive du cou. Ces arcs, tout en conservant leur dimension primitive, sont enfouis sous l'arc hyoïdien, qui prend des proportions considérables. Les arcs s'emboîtent comme un tube de lorgnette, suivant l'expression de His.

Voyons maintenant ce que deviennent chaque arc.

L'arc maxillaire se divise en deux :

1° Arc maxillaire supérieur, qui donnera la face en se soudant au bourgeon frontal ;

2° Arc maxillaire inférieur, qui donnera ultérieurement la machoire inférieure.

Entre cet arc maxillaire inférieur et l'arc hyoïdien est un sillon qui constitue la première fente branchiale.

L'arc hyoïdien est le plus important dans la constitution définitive du cou, il annihile les arcs 3 et 4 ; il forme tous les téguments des régions sous-hyoïdienne, carotidienne et susclaviculaire. Il se soude en bas, à la saillie péricardique, en arrière à la masse vertébrale. Pour réaliser cette union, l'arc hyoïdien se développe d'une façon notable en arrière et en bas sous forme de tubercule (prolongement operculaire de His).

Le squelette de cet arc formera les ligaments stylo-maxillaires et le corps de l'os hyoïde.

L'évolution de la deuxième fente entre l'arc hyoïdien et le troisième arc est assez complexe.

L'arc hyoïdien, en prenant un développement exagéré, domine bientôt les arcs 3 et 4. Ce fait modifie complètement le sinus précervical primitif. Le sinus est comme formé de deux parties : un vestibule placé entre l'arc maxillaire et la saillie péricardique ; un arrière-fonds (fundus brachialis de His), limité en haut par l'arc stylien, en bas par le péricarde. Au fond se trouvent les arcs 3 et 4 rudimentaires.

Cet arrière-fond disparaît par adhésion, fusion des opercules supérieurs et inférieurs. De la sorte les arcs 3 et 4 se trouvent inclus. La fusion de l'arc hyoïde avec la masse vertébrale en arrière est effectuée à l'aide du prolongement operculaire.

Ainsi se trouvent inclus dans le mésoderme cervical : 1° les téguments des arcs 3 et 4 en totalité ; 2° les téguments de la face inférieure de l'arc stylien ; 3° les téguments de la partie supérieure de la saillie péricardique.

Certains débris tégumentaires siègeront sur les parties latérales du cou ; ce sont eux qui constitueront, soit les kystes branchiaux du cou, soit des épithéliomas. Ces tumeurs seront inférieures à celles qui viennent du reliquat de la première fente.

Quant aux autres débris tégumentaires ils donneront, dans le thorax, des kystes du médiastin ou des tumeurs malignes analogues aux épithéliomas branchiaux du cou. Enfin, sur la ligne médiane, dans la région thyro-hyoïdienne, ces débris donneront des kystes sous-hyoïdiens et supra-sternaux.

Donc, comme le dit Victor Veau, peu importe de connaître le nombre exact d'arcs branchiaux, il suffit de retenir que tous les arcs branchiaux inférieurs ne font qu'un en pathologie et qu'ils ont la même évolution.

Donc, pour résumer l'embryologie du cou, l'arc maxillaire forme une partie de la région sus-hyoïdienne. L'arc hyoïdien forme la totalité des régions sous-hyoïdiennes et sous-sternales. Il s'est soudé en bas à l'ébauche du thorax, en arrière à la masse protovertébrale, grâce au prolongement operculaire. Les arcs 3 et 4 sont enfouis sous l'arc hyoïdien.

Pour ce qui est de la constitution des parois pharyngiennes, la transformation des arcs est beaucoup plus simple. Les arcs conservent leur individualité propre. Ils entrent tous pour une partie égale dans la constitution de ces parois.

C'est donc aux dépens des débris branchiaux que se forment les kystes congénitaux du cou.

Or, avec la théorie classique de l'enclavement nous comprenons très bien que si la partie ectodermique de la fente branchiale est enclavée, le développement ultérieur de ce débris branchial nous donnera un kyste dermoïde dont la paroi aura la structure typique du tégument externe.

De même si, au lieu de la partie externe de la fente branchiale, c'est la partie interne qui est enclavée, nous comprenons comment nous aurons dans la suite un kyste dont la paroi sera constituée par un épithélium cylindrique à cils vibratiles.

Nous voyons également comment, si la portion de la fente branchiale enclavée comprend à la fois une partie de la zone externe et une partie de la zone interne, nous aurons un kyste mixte où, suivant les points de la paroi examinée, nous trouverons, soit un épithélium pavimenteux stratifié, soit un épithélium cylindrique cilié.

Mais comment expliquer dans notre kyste la présence de tissu lymphoïde sous-jacent à l'épithélium ? Car le mésoderme qui doit donner ce tissu n'existe nullement dans les débris enclavés, suivant la théorie classique.

Pilliet, frappé de l'abondance du tissu lymphoïde dans la paroi pharyngienne, au début de la vie fœtale, veut assigner à ces kystes une origine pharyngienne. Cette opinion est du reste aujourd'hui généralement admise en Allemagne.

Donc ces kystes devraient être assimilés à un véritable pincement ectodermique de la paroi pharyngienne primitive au point où elle donne naissance à l'amygdale, c'est-à-dire entre le troisième et le quatrième arc branchial.

Coltelloni, qui dans sa thèse inspirée par Lecène, défend
la théorie de Pilliet, cite entre autres choses à l'appui de cette
théorie le fait suivant de Bottini, de Milan, où, dit-il, on
saisit presque sur le fait l'isolement d'un diverticule de la
paroi pharyngienne.

Il s'agit d'un homme de 42 ans porteur d'une tumeur ayant
l'apparence d'un kyste, dans la région carotidienne gauche.
L'extirpation fut très pénible à cause des adhérences au
pharynx. Or ce kyste contenait en son intérieur une bouillie
très fétide dans laquelle, à l'examen microscopique, on re-
connut des débris alimentaires, en particulier des fibres musculaires striées. Il y avait donc une communication avec le
pharynx passée inaperçue. La paroi montra un épithélium
pavimenteux stratifié reposant sur une couche de tissu lymphoïde absolument comme la muqueuse normale du pharynx
dans la région où se développent des formations amygda-
liennes.

Donc là le kyste paraît bien formé par l'isolement d'un
diverticule de la paroi pharyngienne. L'enclavement qui
donne ces kystes se produirait donc aux dépens de la
deuxième et de la troisième poche branchiale au point qu'oc-
cupera plus tard l'amygdale.

Coltelloni tire ces conclusions appuyées sur les travaux de
Pilliet et de quelques autres auteurs allemands qui ont tra-
vaillé ce sujet dans ces derniers temps.

Il est des cas encore plus complexes, comme celui de Neü-
mann et Baumgarten. La paroi du kyste présentait en certains points un épithélium pavimenteux stratifié sur une
couche de tissu lymphoïde tandis qu'en d'autres points il y
avait un épithélium cylindrique cilié.

Mais, en tout cas, il ne semble pas indispensable, pour expliquer la formation de ces kystes, d'admettre, comme Pilliet
et Lecène, que ces tumeurs sont dues à la portion exacte des

débris branchiaux qui doit donner l'amygdale, et comme le pense Massabian, pourquoi n'admettrait-on pas simplement l'enclavement d'une portion de la partie externe ectodermique de la fente branchiale doublée d'une petite masse de mésoderme qui donnera le tissu lymphoïde ?

Quoi qu'il en soit, toutes ces explications reposent sur la théorie branchiale telle que nous l'avons exposée au début de la pathogénie.

Du reste, cette théorie branchiale qui explique la formation des tumeurs congénitales du cou n'est point quelque chose d'isolé dans l'histoire du développement des formations néoplasiques.

On doit la considérer, nous semble-t-il, et on a à l'heure actuelle de plus en plus tendance à le faire, on doit la considérer comme relevant d'une théorie exposée récemment et qui a pris naissance en Allemagne, la théorie blastomérique.

Cette théorie est encore peu connue en France, elle est très clairement exposée dans la thèse de Chevassu. Elle est due à W. Roux et repose sur l'expérimentation.

L'idée de Roux est que, dès les premiers stades de la segmentation, chaque cellule segmentaire a sa destination définitive, est prédestinée à devenir telle ou telle portion du corps. Dès la première division de l'ovule, l'embryon est divisé en un hémiembryon droit et un hémiembryon gauche. Au stade blastula à 16 cellules par exemple, chaque blastomère est destiné à former un seizième de l'individu, non pas un seizième quelconque, mais un seizième déterminé.

Ainsi Roux, qui a expérimenté sur des œufs de grenouille, ayant détruit après la première segmentation l'un des deux blastomères, constata que le blastomère resté intact donnait naissance, par la suite, non plus à un embryon tout entier, mais à un hémiembryon. Roux concluait que chaque division de la cellule primitive avait pour résultat une répartition déterminée des matériaux ovulaires. Il comparait la formation de l'embryon à un travail de mosaïque.

Maintenant, admettons dans la blastula une inclusion, un enclavement de l'un des blastomères primitifs et son développement ultérieur donnera une tumeur.

Or, pour la région cervicale qui nous occupe ici, selon le moment où s'est produite l'inclusion et selon la quantité et la nature des tissus branchiaux embryonnaires inclus, il pourra se développer des tumeurs de différents types ; dans certains cas il se développera un épithélioma branchial, dans d'autres une tumeur mixte du type des tumeurs mixtes de la région parotidienne ou sous-maxillaire.

Si la portion incluse a consisté simplement en quelques cellules de la partie externe ectodermique de la fente branchiale on pourra avoir un kyste dermoïde pur classique ; si l'enclavement a porté aussi bien sur la partie externe que sur la partie interne de la fente branchiale, le kyste qui se développera sera un kyste mixte dermo-mucoïde.

De même nous pouvons penser que si les éléments inclus sont constitués par la zone externe de la fente branchiale doublée de mésoderme, la tumeur qui se développera sera une tumeur dermo-lymphoïde.

De telle sorte qu'on peut concevoir qu'il existe toutes les transitions, tous les termes de passage entre la tumeur mixte solide la plus complexe de la région cervicale, la tumeur mixte kystique, véritable bidermome représenté par les kystes dermo-lymphoïdes par exemple et les kystes dermoïdes simples, dans la formation desquels l'ectoderme seul intervient.

Ces considérations ont toutes pour base la notion de l'enclavement, de l'inclusion, expliquée d'une façon claire à la lumière de la théorie blastodermique, dont nous venons d'exposer les principes.

Quant à l'hypothèse d'Albarran, qui voulait assimiler ces kystes dermo-lymphoïdes à des kystes ganglionnaires, elle est généralement abandonnée, car on ne voit pas trop comment une prolifération épithéliale, en dehors de tout néoplasme, se développerait dans un ganglion lymphatique.

SYMPTOMATOLOGIE

a) *Symptômes physiques.* — Le siège des kystes latéraux est variable. Ils sont situés dans la région sous-maxillaire et la région carotidienne. Ils sont superficiels ou profonds. On a remarqué que la plupart des kystes dont la paroi renfermait du tissu lymphoïde étaient des kystes profonds. C'est ainsi que cette particularité est indiquée et dans l'observation de Jeanbrau, dans la thèse de Gigante, et dans les deux observations de la thèse de Coltelloni. Il en était de même dans notre cas. Le kyste s'étendait très profondément et avait même des adhérences avec le paquet vasculo-nerveux, adhérences telles avec la jugulaire en particulier qu'on dut réséquer une partie de la veine.

Ces adhérences des kystes profonds du cou ne sont pas très rares, parfois même on en a trouvé soit avec l'os hyoïde, soit avec la paroi latérale du pharynx. Du reste la pathogénie de ces tumeurs explique bien l'existence de ces adhérences.

Le volume du kyste est également très variable, il peut atteindre le volume du poing, comme dans cette observation, mais il peut être beaucoup plus petit. La forme est également inconstante.

La consistance est parfois assez molle ; si le contenu est plutôt liquide, elle est rénitente, mais il n'y a pas de fluctuation bien nette. Au contraire, d'autres fois ces tumeurs peuvent être dures à cause de l'épaisseur de la paroi, mais plus souvent elles sont élastiques.

Ces tumeurs sont irréductibles, elles ne sont pas habituellement adhérentes à la peau.

Symptômes fonctionnels. — Au début ils sont à peu près nuls. Mais si le kyste est assez volumineux et s'il a des adhérences profondes, il provoque des phénomènes de compression.

La compression des nerfs se traduit par des douleurs, de la céphalée, comme dans notre observation où le malade se plaignait de douleurs dans l'hémicrâne gauche.

De même cette compression peut entraîner de la gêne à la déglutition, à la phonation, à la respiration entraînant de la dyspnée et des suffocations.

Par suite de la compression des jugulaires il peut y avoir de la congestion de la face.

Mais malgré tout l'état général reste bon.

La tumeur peut rester longtemps stationnaire, augmenter tout d'un coup et à certaines époques. Ainsi la puberté semble influer d'une façon notable sur l'augmentation de la tumeur, ainsi que nous l'avons déjà dit plus haut. Dans l'observation qui fait le sujet de cette thèse, nous avons relevé que la tumeur avait mis 8 ans à évoluer, et ce n'est que dans les 3 dernières années qu'elle a augmenté d'une façon appréciable. Donc la marche est assez régulière.

Le pronostic est en somme assez bénin, mais les phénomènes de compression de la tumeur peuvent parfois devenir assez graves.

DIAGNOSTIC

Le diagnostic des kystes dermoïdes du cou n'est pas toujours des plus aisés.

On doit les distinguer des autres tumeurs de la région :

1° Des kystes séreux ou lymphangiomes qui existent habituellement dès la naissance ; ils sont presque toujours multiloculaires à l'encontre des kystes dermoïdes qui sont unis ou pauciloculaires. Ils sont sous-cutanés ; la fluctuation est beaucoup plus nette, il y a parfois de la transparence.

2° De l'abcès froid ganglionnaire. Mais dans ce cas, on retrouve d'autres ganglions qui sont très gros.

3° Des tumeurs du corps thyroïde, en particulier d'un goître aberrant ; le diagnostic est parfois impossible.

4° D'un lipome ; la différence de consistance peut donner quelque enseignement, mais le diagnostic peut être très difficile.

5° D'un kyste hydatique : le diagnostic clinique est à peu près impossible.

6° La grenouillette ne peut guère prêter avec ces kystes, puisqu'elle est médiane et qu'eux sont latéraux.

7° De même, un anévrisme de la carotide se décèlerait par les symptômes ordinaires des anévrismes.

Mais surtout, il faut diagnostiquer ces kystes dermoïdes latéraux du cou d'avec les tumeurs malignes, en particulier les tumeurs mixtes de la région parotidienne et les épithélio-mas branchiaux,

Les signes ordinaires de ces tumeurs : les adhérences pré-coces, la fixité, l'adhérence à la peau et surtout l'état géné-ral, permettent de faire le diagnostic.

TRAITEMENT

La ponction du kyste avec injection de teinture d'iode consécutive, est absolument illusoire. Tous les moyens palliatifs sont, du reste, à repousser : il n'y a qu'un traitement efficace, c'est l'extirpation totale de la poche kystique.

On incise la peau suivant le grand axe de la tumeur, puis sur une sonde cannelée, soit avec le bistouri, soit avec les ciseaux, on incise couche par couche jusqu'à la paroi qu'on distingue assez facilement. Il faut autant que possible extirper la tumeur sans rompre la poche, mais s'il y a des adhérences, c'est le plus souvent impossible. Une fois qu'on a complètement extirpé la poche, on met les ligatures et on suture au crin de Florence. Il n'est pas indispensable de mettre des drains. On met un pansement compressif.

Chez tous les jeunes enfants, il est préférable de différer l'opération.

Dans les kystes dermo-lymphoïdes, les adhérences vasculaires sont telles qu'on est le plus souvent obligé de réséquer la veine jugulaire.

CONCLUSIONS

Il peut se développer au niveau de la région latérale du cou, de volumineux kystes dermoïdes qui présentent un intérêt particulier aux points de vue anatomique, pathogénique, clinique et thérapeutique.

1° Au point de vue anatomique, il ne s'agit point là de kystes dermoïdes vrais, mais de tumeurs kystiques dont la paroi est constituée, d'une part, par de l'épiderme, d'autre part, par du tissu adénoïde de type ganglionnaire, des vaisseaux et des fibres musculaires lisses, c'est-à-dire par des formations d'origine ectodermique et mésodermique.

2° Au point de vue pathogénique, ces tumeurs doivent être considérées comme développées aux dépens de l'appareil branchial de l'embryon. Ces restes peuvent être de la période tout à fait embryonnaire de l'évolution des fentes branchiales, ou être dus à l'inclusion de tissus déjà différenciés de la paroi pharyngienne (Pillet).

Le développement de pareilles tumeurs s'explique toujours par la vieille théorie de l'enclavement, de l'inclusion complétée et rajeunie à la lumière de la théorie blastomérique. On peut trouver tous les termes de passage entre le kyste dermoïde le plus simple et la tumeur mixte la plus complexe. Notre kyste dermo-lymphoïde véritable bidermome (au sens de Wilms), en est un exemple.

3° Au point de vue clinique, ces kystes se caractérisent

par leur siège profond sous-aponévrotique ou sous-musculaire, leur prolongement rétro-pharyngien et surtout leurs
adhérences intimes au paquet vasculo-nerveux du cou,
et en particulier à la veine jugulaire interne. Ils donnent
souvent naissance à des troubles fonctionnels dus à la compression.

4° Au point de vue thérapeutique, l'ablation complète de
la tumeur doit être la règle. Elle est parfois pénible en rai-
son des adhérences qui nécessitent dans l'immense majorité
des cas, une résection plus ou moins étendue de la veine jugulaire.

OBSERVATIONS

Observation Première

(Due à M. Jeanbrau, Thèse de Giganté, Montpellier, 1900.)

Il s'agit d'un kyste enlevé par M. Forgue dans la région carotidienne gauche, le 15 décembre 1899.

Examen histologique. — Après fixation par la liqueur de Flemming et inclusion dans la paraffine, on fait des coupes minces qui sont colorées par l'hématéine et l'éosine, la thionine phéniquée et l'éosine, le bleu polychrome, la safranine et le picro-indigo-carmin. Lorsqu'on examine les coupes colorées à l'œil nu et par transparence, on voit que la face interne du kyste présente des ondulations irrégulières et par endroits des saillies plus ou moins prononcées, isolées ou se succédant les unes aux autres, et séparées par des dépressions plus ou moins profondes qui donnent un aspect plissé.

a). A un faible grossissement, les saillies de la face interne apparaissent plus nettement, les unes à peine prononcées, les autres formant des digitations séparées par des dépressions arrondies ou sinueuses. Elles sont constituées par une couche de cellules dont l'épaisseur n'est pas égale partout et par un tissu conjonctif sous-jacent qui suit les ondulations cellulaires et pénètre dans les saillies que forme celui-ci, de façon à reproduire l'aspect des papilles dermiques.

Cette zone sous-épithéliale est formée tantôt, mais en minime partie, par des faisceaux épais et ondulés de tissu conjonctif, séparés des espaces renfermant des cellules rondes, le plus souvent par des travées minces, limitant de larges mailles infiltrées de cellules embryonnaires. Les cellules rondes augmentent de plus en plus de nombre, dilatent peu à peu tous les espaces conjonctifs, les travées fibreuses deviennent de plus en plus grêles et on aboutit ainsi à la constitution d'un tissu réticulé ayant la structure typique du ganglion lymphatique. Ce tissu forme, d'une part, des noyaux et des masses cellulaires qui vont se mettre en contact direct avec la face profonde de la couche épithéliale, et d'autre part, pénètre sous forme de larges nappes dans les parties profondes. Dans ces nappes, à côté des parties qui ont une structure complètement adénoïde, d'autres présentent encore des restes de faisceaux conjonctifs volumineux, sous forme de travées parallèles à la surface interne du kyste ou de petits nodules conjonctifs à pointes multiples auxquels s'attache le réticulum encore un peu épais. Dans la profondeur, les amas de cellules embryonnaires pénètrent les espaces interfasciculaires, très étroits d'un tissu conjonctif adulte, formé de volumineux faisceaux ondulés presque dépourvus de noyaux et renfermant les lobules de graisse disséminés et des vaisseaux à parois épaisses. Elles constituent des nodules de cellules embryonnaires d'abord isolés puis réunis par des pointes grêles et finissant par se fusionner.

L'examen d'un nombre considérable de préparations ne nous a pas permis de constater la présence de glandes ni de poils, mais il existe un nombre considérable de vaisseaux venant affleurer presque sous la couche épidermique, les uns à paroi mince, en continuité avec le réticulum, les autres à paroi plus ou moins épaisse disséminés dans le tissu conjonctif.

b) A un fort grossissement :

1° *Couche épithéliale.* — Elle est continue à la surface de la poche, mais son épaisseur est très variable.

Dans sa plus grande étendue elle est formée par 4 à 8 rangées de cellules. Celles qui reposent sur le tissu conjonctif et qui sont disposées en palissade ont un protoplasma homogène et un noyau fortement coloré. Celles qui constituent la partie moyenne sont des cellules volumineuses ordinairement polygonales à gros noyau dont le protoplasma renferme une ou plusieurs vacuoles et qui sont réunies les unes aux autres par des filaments de passage. Elles ont tous les caractères des cellules malpighiennes. A mesure qu'on va vers la surface ces cellules augmentent de volume et deviennent rondes ou ovalaires : les vacuoles entourent le noyau, et parfois une énorme vacuole distend toute la cellule isolant un noyau hydropique mal coloré pourvu d'une nucléole. Enfin viennent une à trois rangées de cellules aplaties allongées dans le sens de la surface à noyau aminci : ce sont des cellules kératinisées qui aboutissent à la forme d'une lame cornée qui se desquame dans la cavité.

En d'autres points la vacuolisation des cellules est encore plus prononcée. Presque tous les éléments cellulaires deviennent extrêmement volumineux et réfringents.

Leurs bords distendus et arrondis ne présentent plus de filaments d'union et ils renferment un noyau très petit et mal coloré. Vers la surface les cellules subissent une telle distension qu'elles ressemblent à des lacunes distendues par un liquide, elles repoussent la couche cornée, la rompent, font saillie dans la cavité kystique et s'y desquament partiellement.

Les parties les plus minces du revêtement épithélial sont

situées le plus souvent au niveau des saillies les plus prononcées et surtout dans le fond des dépressions qui les séparent. En ces points on ne peut compter que 4 ou même 3
rangées de cellules : à la surface une couche de kératine
clivée et rompue par places, laissant saillir de grosses cellules hydropiques ; puis des cellules malpighiennes de grand
volume et vacuolisées ou aplaties ; et enfin une dernière couche de cellules basales cubiformes ou plus ou moins aplaties. Cette structure est surtout prononcée dans les points
où l'épithélium repose directement sur des amas lymphoïdes bien constitués ; et dans ce cas la zone épithéliale est
infiltrée d'éléments arrondis ou allongés, de petit volume, à
noyau volumineux très fortement coloré entouré d'une mince
zone protoplasmique (lymphocytes). Un examen attentif ne
nous a pas permis de rencontrer de figures de karyokinèse
au niveau des cellules épithéliales de la couche génératrice.

2° *Couche sous-épithéliale et lymphoïde.* — Nous avons
vu à un faible grossissement qu'au-dessous de l'épithélium
existait une zone d'épaisseur très variable formée par un
tissu conjonctif fasciculé ou fibrillaire infiltré plus ou moins
de cellules rondes aboutissant progressivement à la formation de nodules et de nappes qui ont l'apparence d'un tissu
lymphoïde et qui viennent au contact de l'épithélium constituant les papilles qui le soulèvent ou formant de vastes placards dans la profondeur.

A travers ces placards et parallèlement à la surface du
kyste courent de place en place des faisceaux ondulés de
tissu conjonctif adulte, mais peu épais et dont les espaces
sont déjà fortement dilatés, se résolvant dans les masses embryonnaires en une trame finement fibrillaire.

Dans ces derniers points où il existe encore des faisceaux
ondulés, ceux-ci sont formés par un tissu conjonctif adulte,
ondulé, mais dont les faisceaux, formés de fibres relâchées,

sont dissociées par des espaces interfasciculaires plus ou
moins volumineux. Ces espaces sont bondés de cellules endothéliales hypertrophiées, saillantes, à bords aigus, à protoplasma clair et à gros noyau vivement coloré. Ils renferment des cellules rondes de petite taille, constituées par un
énorme noyau riche en chromatine, entouré d'une mince
bande de protoplasma difficilement colorable et de cellules
de plus grand volume, irréguliers, à noyau excentrique, à
protoplasma fortement coloré par l'hématéine et revêtant le
type de plasmazellen. Les mastzellen sont assez peu abon-
dants ; on en rencontre seulement quelques-unes dans les
espaces et dans les petits interstices des faisceaux (Thionine
bleu polychrome).

A mesure que l'on s'approche des points d'aspect lymphoïde les faisceaux conjonctifs deviennent de moins en
moins épais par dilatation de leurs espaces interfascicula-
res. Dans la partie sous-épithéliale le tissu conjonctif est
formé de fibrilles parallèles à la surface du kyste, limitant
des espaces de volume variables, recouverts de cellules endothéliales, et renfermant une ou plusieurs rangées de petites
cellules rondes à gros noyau. On assiste ainsi à l'infiltration
de proche en proche des espaces interfasciculaires et à leur
dilatation progressive par les cellules rondes.

Ces mailles lâches viennent en contact avec la couche profonde de l'épithélium ; elles renferment des vaisseaux dont
la paroi est encore épaisse, mais s'effile en pointes qui se
continuent avec les fibrilles de la trame.

On arrive ainsi à une infiltration cellulaire dans un tissu
réticulé à mailles lâches en relation avec les vaisseaux.

La trame conjonctive devient de plus en plus grêle et elle
est formée de travées de plus en plus ténues, réunies en
corde par de petits placards conjonctifs épais, restes de tissu
fasciculé formant les points nodaux de plusieurs travées

Ces fines fibrilles présentent sur leur parcours des cellules fixes volumineuses et des cellules endothéliales de moins en moins faciles à distinguer ; et leurs mailles sont distendues par des cellules rondes. Certaines de ces mailles sont particulièrement distendues par ces cellules et forment des amas dans lesquels le tissu conjonctif est devenu excessivement grêle, constituant un réticulum d'une grande délicatesse.

On aboutit ainsi à la formation de nodules ou de nappes constituées par des amas de cellules rondes parcourues par un très fin réticulum bien mis en lumière par certaines colorations et à un grossissement suffisant. Toutes les cellules sont rondes, ont un noyau volumineux très riche en chromatine entourée d'une mince bande de protoplasma. Ce sont là les caractères des lymphocytes. Ces nodules doivent donc être considérés comme formés par un véritable tissu adénoïde.

Ces amas lymphoïdes viennent en de nombreux points en contact direct avec l'épithélium, mais nous avons toujours constaté une délimitation précise entre les cellules en palissade et des lymphocytes formés par une ou plusieurs fibrilles conjonctives, fortement coloré par l'indigo carmin ou l'éosine et sur laquelle repose la couche basale de l'épithélium. Nous avons déjà noté toutefois que la partie de l'épithélium en contact avec les nodules lymphoïdes est infiltrée d'un nombre parfois considérable de petites cellules rondes à gros noyaux. Nous n'avons pas vu de globes blancs polynucléés en pénétration dans l'épithélium.

Dans les nappes lymphoïdes plus vastes qui vont dans la profondeur on trouve tous les stades de transformation que nous venons de décrire, mais par places on constate des nodules arrondis, plus clairs que le reste du tissu lymphoïde et formés de cellules plus volumineuses polygonales, claires, à grand noyau, et renfermant quelques figures de karyoki-

nèse rares à la vérité. Il s'agit là de véritables centres germinatifs identiques à ceux que l'on trouve au centre des follicules des ganglions lymphatiques.

La dernière partie de la paroi du kyste est formée par un
tissu conjonctif scléreux, dense, constitué par de gros faisceaux ondulés, formant des tourbillons, renfermant un petit
nombre de noyaux et séparés par des espaces très réduits
s'effilant rapidement. Ces espaces sont revêtus de cellules
endothéliales aplaties. Dans ces espaces et dans les interstices plus petits on trouve des mastzellen en nombre assez
considérable et quelques cellules embryonnaires ; on y trouve
également des vaisseaux volumineux à paroi externe très
épaisse et dont les cellules endothéliales sont volumineuses.

A la limite du tissu adénoïde et de ces faisceaux conjonctifs, dans la profondeur, on assiste à la pénétration de ces
derniers et à la formation des masses lymphoïdes.

Les amas lymphoïdes à structure réticulée, à point de dé-
part vasculaire, envoient des colonies de cellules lymphoïdes qui dissocient deux blocs conjonctifs. Ces amas s'amin-
cissent, s'insinuent dans des espaces conjonctifs plus étroits,
bordés de cellules endothéliales gonflées et disparaissent
dans les espaces volumineux mais déjà dilatés, bordés de
leur épithélium et renfermant quelques cellules rondes et
des mastzellen en nombre considérable. Ceux-ci aboutissent
à des carrefours, en particulier au voisinage des vaisseaux,
où l'on constate une nouvelle accumulation de lymphocytes.

Les faisceaux conjonctifs sont aussi divisés en blocs volumineux que des fentes trop petites, à peine visibles en certains points, segmentent à nouveau. Par la dilatation progressive de ces espaces et la prolifération des lymphocytes
on aboutit peu à peu à la transformation réticulaire et à la
constitution d'un tissu adénoïde.

Sur ce point de la préparation, les formations adénoïdes

ont envahi la paroi conjonctive jusque dans la profondeur.
Il est probable qu'elles étaient en rapport direct avec les
masses ganglionnaires bien formées qui étaient comprises
dans l'épaisseur de la couche celluleuse entourant la poche.

Ces ganglions, examinés à part, ont la structure typique
du ganglion lymphatique.

En somme, il s'agit d'un kyste à revêtement épithélial, à
type épidermique, avec formation papillaire assez nettement
accusée et dont la paroi est constituée par une couche de tissu
conjonctif fasciculé et aboutissant à la formation de véritables
bles follicules lymphoïdes et peut-être même de ganglions
lymphatiques isolés.

OBSERVATION II
(Coltelloni, Thèse de Paris, 1905.)

Mlle J.., âgée de 19 ans, opérée le 6 février 1904 d'un
kyste dermoïde du cou à droite.

Il y a deux ans, par hasard, la malade constata à la partie
droite du cou une tuméfaction légère qui ne faisait une saillie
appréciable que lorsqu'elle tournait fortement la tête à
gauche.

L'accroissement fut depuis lors très lent et indolore.

Le 6 février 1904 on constate, au niveau de la partie droite
du cou, une tuméfaction du volume d'une orange, un peu
étalée, siégeant à la partie moyenne du bord antérieur du
sterno-mastoïdien droit ; la tumeur est très limitée, mobile,
sous-musculaire (car si l'on vient à faire contracter le sterno-
mastoïdien la tumeur s'immobilise en partie et paraît plus
profonde : la tumeur est nettement fluctuante.

On ne trouve à côté de cette tumeur aucun ganglion appréciable ; il n'y a jamais eu d'adénopathies cervicales ; la

malade ne tousse pas et l'auscultation ne permet de révéler aucune lésion pulmonaire.

On porte le diagnostic vraisemblable de kyste branchial du cou.

L'opération fut pratiquée le 6 février 1904 par M. le docteur Gosset.

Incision sur le bord antérieur du sterno-mastoïdien droit longue de 6 centimètres. Section du peaucier, que l'on trouve très développé. On isole et on recline en arrière le bord antérieur du sterno-mastoïdien. Alors apparaît la tumeur recouverte par un lacis veineux très développé ; l'énucléation est facile grâce à un plan de clivage celluleux.

Au cours de l'ablation la tumeur s'est ouverte et son contenu (liquide blanchâtre d'aspect purulent) s'est en partie écoulée au dehors.

Après ablation de la tumeur on aperçoit au fond de la plaie des vaisseaux carotidiens et le tronc veineux thyro-linguo-facial.

On pratique ensuite l'hémostase et la suture cutanée sans drainage.

La guérison a lieu rapidement par première intention.

Examen histologique. — L'examen histologique de la paroi kystique, qui a été pratiquée par M. le docteur Lecène, a permis de constater à un faible grossissement que cette paroi est constituée de dehors en dedans :

1° Par une capsule d'enveloppement fibreux formée de tissu conjonctif adulte parsemée de quelques vaisseaux ;

2° Par un revêtement interne qui comprend lui-même deux portions bien différentes :

a) En dedans, un épithélium pavimenteux stratifié avec couche basale bien développée ; nulle part il n'existe de cellules chargées d'éléidine ni de couche cornée ;

b) En dehors et séparée de l'assise épithéliale par une membranc basale extrêmement mince, on rencontre une épaisse couche de tissu lymphoïde qui présente même en certains points des centres germinatifs des plus nets. L'épithélium pavimenteux de revêtement s'enfonce même en de profondes invaginations au sein de la nappe réticulée sous-jacente.

Lorsqu'on étudie les coupes à un plus fort grossissement, on constate que l'épithélium pavimenteux possède des filaments d'union ; de plus la structure du tissu lymphoïde apparaît beaucoup plus nettement et l'on voit le réticulum coloré en rouge vif par le Van Giesson enfermant dans ses mailles de nombreux lymphocytes : l'épithélium pavimenteux est même pénétré par des leucocytes, comme on le constate normalement au niveau de l'amygdale par exemple.

Observation III

(Idem.)

Un jeune homme de 21 ans entre dans le service de M. le professeur Terrier le 16 février 1904 pour une tumeur du cou.

Cette tumeur serait apparue il y a deux ans, à la suite d'un rhume : le malade aurait eu à ce moment des ganglions cervicaux volumineux qui diminuèrent ensuite, mais il resta toujours un ganglion assez gros dans la région cervicale gauche. La tumeur, à ce moment-là, était grosse comme une noisette ; elle resta telle pendant 22 mois.

Il y a deux mois le malade remarqua que sa tumeur grossissait, et actuellement elle a atteint le volume d'une petite orange ; le malade dit avoir maigri, pendant l'hiver dernier, au moment où sa tumeur cervicale s'accrut.

Actuellement (18 février 1904), on constate dans la région carotidienne gauche une tumeur du volume d'une manda-

rine ; elle s'étend en haut jusqu'à l'angle du maxillaire inférieur ; en arrière elle adhère au sterno-mastoïdien ; en avant
elle s'avance jusqu'à la grande corne de l'os hyoïde. La tumeur est de consistance dure en arrière, là où elle adhère
au sterno-mastoïdien ; en avant, au contraire, elle est de
consistance beaucoup plus molle, et en un point même elle
est fluctuante ; la contraction entravée du sterno-mastoïdien
immobilise en partie la tumeur. Celle-ci ne présente pas tra-
ces de battements ni de réductibilité : elle est très peu douloureuse à la pression et la peau glisse à sa surface ; il
n'existe pas d'autres ganglions perceptibles au niveau du
cou, des aisselles ni des aines.

Antécédents personnels. — Le malade a eu la rougeole
vers la quatrième ou cinquième année ; il est sujet à des
amygdalites fréquentes ; de plus tous les hivers, depuis quelques années, le malade tousse, enfin il a été réformé l'année
dernière.

Antécédents héréditaires. — Son père est mort d'une
fluxion de poitrine à 52 ans. La mère et ses frères sont tous
bien portants.

A l'auscultation des poumons on entend une respiration
normale des deux côtés ; il n'y a jamais eu d'hémoptysie ni
de pleurésie. On fait le diagnostic de ganglion tuberculeux
du cou suppuré.

Le 25 février le malade est opéré par M. Duparier, chef
de clinique. On pratique une incision parallèle au bord antérieur du sterno-mastoïdien. Au cours des manœuvres de
dissection la poche kystique est rompue et il s'écoule un
liquide verdâtre d'aspect purulent. On pratique l'extirpation
complète de la poche ; l'hémostase est faite et l'on suture en
ayant soin de drainer. Le malade sort guéri au bout de 10
jours.

Examen histologique fait par M. Lecère. — La paroi kys-

tique examinée à un faible grossissement nous a montré la
structure suivante : 1° en dehors une coque fibreuse dense
et peu vasculaire ; 2° en dedans un revêtement composé :
a) d'un épithélium pavimenteux stratifié sans cellules à l'é-
léidine ni couche cornée ; b) d'une nappe de tissu lymphoïde
séparée de l'épithélium par une membrane basale très mince.
Ce tissu lymphoïde, examiné par un fort grossissement, mon-
tre un beau réticulum renfermant dans ses mailles de nombreux lymphoïdes. On ne constate pas ici, comme dans l'observation précédente, de centres germinatifs, et d'une façon
générale la nappe du tissu lymphoïde est ici beaucoup moins
abondante.

BIBLIOGRAPHIE

ALBARRAN. — Bulletin de la Société anatomique, 1882.

ANGER (Th.). — Bulletin et mémoires de la Société de chirurgie, 1881.

BOSTINI. — La chirurgica del collo. Milano, 1896, pag. 34.

BROCA (A.). — Article in Traité de chirurgie de Duplay et Reclus
(2e édition, Paris, 1898).

COLTELLONI. — Thèse de Paris, 1905.

M. CHEVASSU. — Thèse de Paris, 1906 (théorie blastomérique).

GEOFFROY-SAINT-HILAIRE. — Histoire des anomalies.

GIGUNTI. — Thèse de Montpellier, 1900.

HEUSINGER. — Hulske nun fisteln (arch, phys., pag. 184, tom.
XXXIII).

HIS. — Archives d'anatomie et de physiologie.

JEANBRAU. — Du tissu lymphoïde dans les kystes dermoïdes du cou.
Société anatomique, juin 1900.

JORDAN. — Handbuch der praktische chirurgie von Bergnaum Bruns
Mickulicz, Bd II, pag. 118.

KIRMISSON. — Maladies chirurgicales d'origine congénitale, 1898,
pag. 157.

KOLLIKER — Traité d'embryologie, 1880.

KOLLMANN. — Lehrbuch der entroicklunges chichte der menchen,
1898, pag. 136.

LANNELONGUE et ACHARD. — Traité des kystes congénitaux, 1886-90.

LANNELONGUE et MÉNARD. — Affections congénitales, Paris, 1891.

LEBERT. — Des kystes dermoïdes et de l'hétéropie plastique en
général (Mém. Société de Biologie, 1852, pag. 203).

LUCKE. — Archiv. für klin chirurgie, tom. I, pag. 356.

Neumann et Beaumgarten. — Archiv. für klin. chirurgie, 1877, tom. XX, pag. 819.

Schede. — Archiv. für klin. chirurgie, 1872, tom. XIV, pag. 1.

Mlle Sulicka. — Thèse de Paris, 1894.

Sultan. — Deutsche Zeitschrift für chirurgie, 1898, B^d 48, pag. 113.

Victor Veau. — Thèse de Paris, 1901.

Zoppritz. — Beitrage zür klin. chirurgie von Bruns.

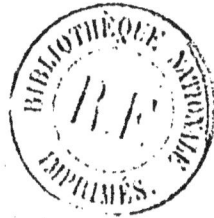

TABLE DES MATIERES

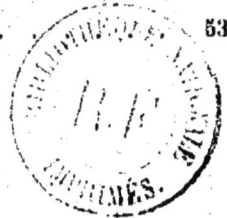

SERMENT

En présence des Maîtres de cette École, de mes chers condis-
-iples, et devant l'effigie d'Hippocrate, je promets et je jure, au
nom de l'Être suprême, d'être fidèle aux lois de l'honneur et de
la probité dans l'exercice de la Médecine. Je donnerai mes soins
gratuits à l'indigent, et n'exigerai jamais un salaire au-dessus
de mon travail. Admis dans l'intérieur des maisons, mes yeux
ne verront pas ce qui s'y passe; ma langue taira les secrets qui
me seront confiés, et mon état ne servira pas à corrompre les
mœurs ni à favoriser le crime. Respectueux et reconnaissant
envers mes Maîtres, je rendrai à leurs enfants l'instruction que
j'ai reçue de leurs pères.

Que les hommes m'accordent leur estime si je suis fidèle à mes
promesses! Que je sois couvert d'opprobre et méprisé de mes
confrères si j'y manque!

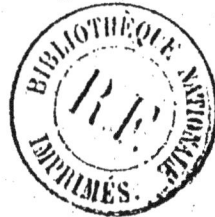

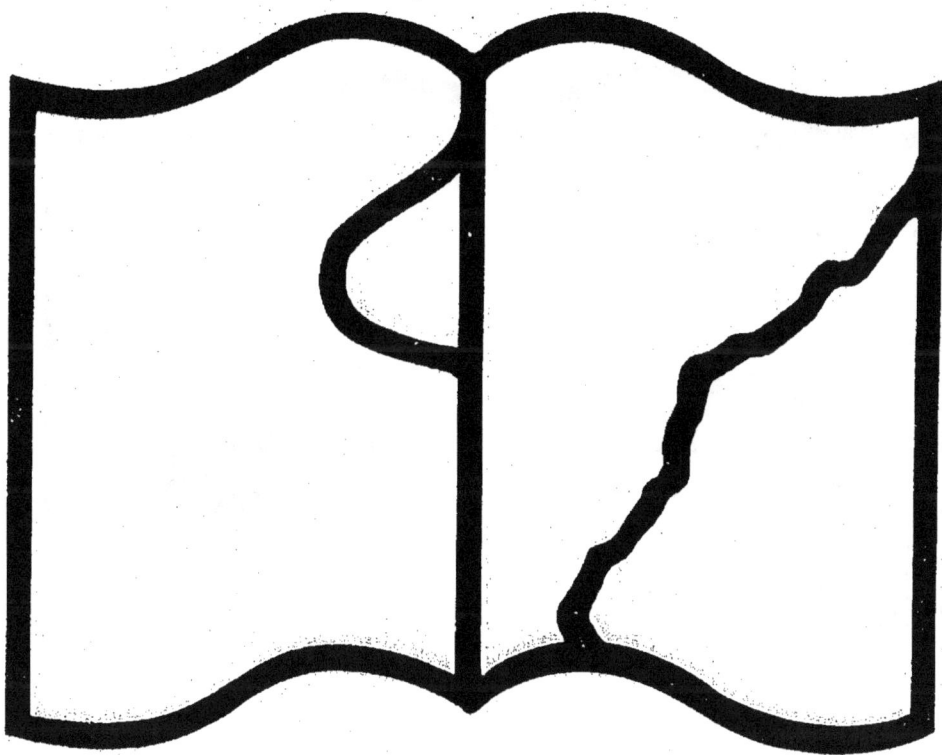

Texte détérioré — reliure défectueuse

NF Z 43-120-11

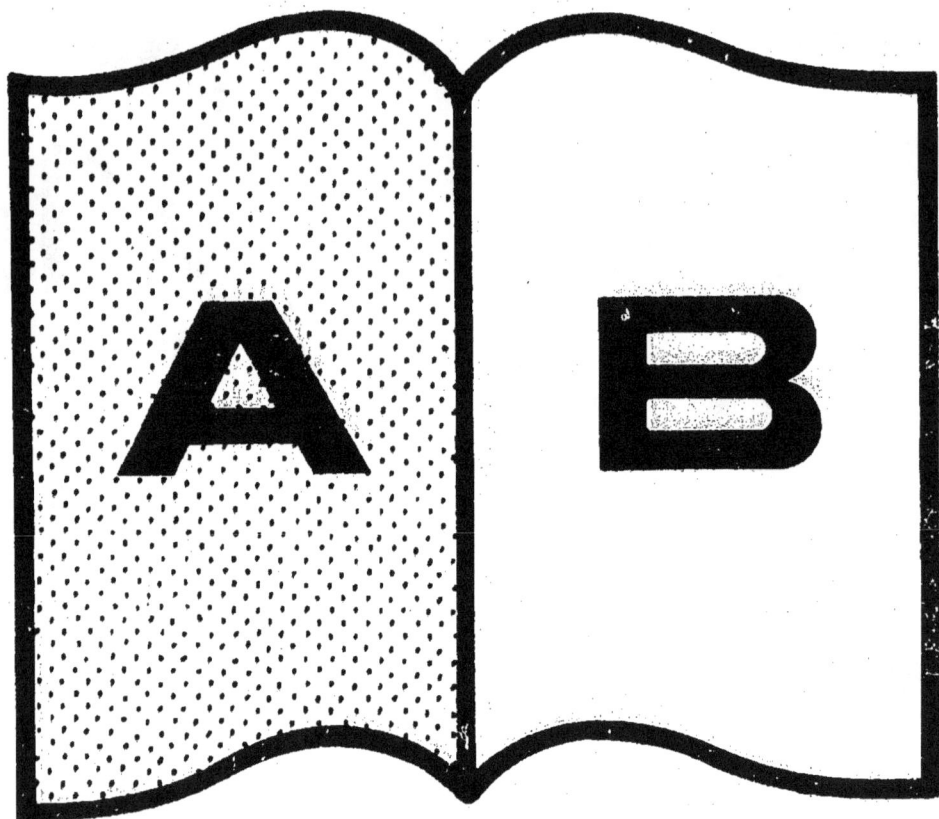

Contraste insuffisant

NF Z 43-120-14

www.ingramcontent.com/pod-product-compliance
Lightning Source LLC
Chambersburg PA
CBHW050524210326
41520CB00012B/2424